Bibliografische Information der Deutschen Nationalbibliothek:

Die Deutsche Bibliothek verzeichnet diese Publikation in der Deutschen National-
bibliografie; detaillierte bibliografische Daten sind im Internet über http://dnb.d-
nb.de/ abrufbar.

Impressum:

Copyright © 2010 GRIN Verlag, Open Publishing GmbH
Druck und Bindung: Books on Demand GmbH, Norderstedt Germany
ISBN: 9783640539819

Leidimar Pereira Murr

Bioethik als Fach des Medizinstudiums

GRIN Verlag

Bioethik als systembezogenes Fach transversal zum Medizinstudium

Leidimar Pereira Murr

Bioethik als Fach des Medizinstudiums

Leidimar Pereira Murr

Abstract:

This paper proposes a model to introduction of biomedical ethics teaching transversal into medical curriculum. With this system-based new structuring of medical education is pretended to get a better integration of practical and theoretical contents. Moreover, it intends to give support to the instruments that make possible a holistic view of human being, so that tomorrow's doctors could give an adequate answer to the changing requirements on medical social function.

Zusammenfassung:

Der Beitrag schlägt eine neue Struktur fürs Aufbau des Curriculums des Medizinstudiums mit besonderer Berücksichtigung auf die Einführung des Faches Bioethik als Systembezogenes Fach quer durchs Studium. Die Verteilung der Studieninhalte verbindet theoretisches und praktisches Wissen mittels Fallbeschreibungen und Einführungsseminaren. Die vielfältige Systemen, die im ärztlichen Handeln inferieren, werden dabei in laufe der Studienzeit durch ein interdisziplinäres bzw. interfakultäres Ausbildungsformat verarbeitet, so dass auf die traditionelle Unterrichtsfächer sich die neue, hier genannt ethisch-humanistische Achse des Studiums überlappt.

Key Words: biomedical ethics; medical curriculum reform; problem-based learning in medical ethics; transversal teaching into medical curriculum; system-based teaching at medical education.

Die hier vorgeschlagene neue Struktur zum Aufbau des Medizinstudiums ist das Ergebnis der Erfahrung als Dozent für Bioethik einer medizinischen Fakultät in der Stadt Natal, Nordost-Brasiliens. Es scheint ein breiter Weltkonsens zu sein, dass das Medizinstudium an die gegenwärtige Gesellschaftsforderung angepasst werden soll [3] [19] [15] [16]. Dabei spielt die Bioethik als Fach im Medizinstudium eine zentrale Rolle. [10]. Aus der Frage „was bedeutet in den gegenwärtigen demokratischen Rechtstaaten ein Arzt zu sein?" wurde ein Modell zur Einführung der Bioethik als Fach, quer durch das Medizinstudium entwickelt. Dies wird hier in resümierter Form dargestellt [12]. Selbstverständlich muss das grobe Modell jeweils mit der Körperschaft der medizinischen Fakultät verfeinert werden, sodass das hier als die ethisch-humanistische Achse des Studiums Bezeichnete, im besten Einklang mit dem Gesamtstudium dargestellt werden kann. Es ist empfehlenswert, die Lehrplanung medizinischer Fakultäten damit zu konfrontieren und zu überprüfen.

Das hier vorgeschlagene Modell hat den Vorteil, die inhaltliche Fragmentierung des Studiums überwinden zu können. Es handelt sich um eine einfache Struktur, von der man sich überzeugen kann, dass sie größere Wirkung erzielt als eine komplexere Vorgehensweise dies erlaubt. Dieses Modell wäre außerdem der Weg, den zukünftigen Ärzten eine holistische Formation zu ermöglichen. Obwohl heutzutage häufig von Ganzheitsmedizin oder auch Holismus gesprochen wird, haben die Fakultäten in der Regel praktische Schwierigkeiten dies umzusetzen. Es werden Fächer aus dem Bereich Humanismus eingeführt, wobei dadurch die Fragmentierung nur noch mehr verstärkt wird. Nachdem z.B. in Deutschland der wichtige Schritt einer Reformierung des Medizinstudiums im Jahre 1999 erfolgte, wäre es leichter den nächsten Schritt zu unternehmen. Es wäre Vorteilhaft, das theoretische Wissen und das praktische Können durch eine optimierte Gestaltung zu verbinden. [14].

Aus dem zuvor genannten Hintergrund wird das hier präsentierte Modell vorgeschlagen, das als Skelett sowohl für die Inhalte der Bioethik als Fach, als auch für andere Fächer der ethisch-humanistischen Achse des Medizinstudiums dienen kann. Diese Inhalte sollten während des Studiums verarbeitet werden und je nach Möglichkeit, durch die Mitbeteiligung bzw. Einbindung der anderen Fächer ergänzt werden. Die hier vorgeschlagene Struktur hat mehrere Vorteile: Die Transversalität, sowie die inhaltliche Kohärenz der Themenverknüpfungen werden begünstigt, sobald mehrere Systeme in Betracht gezogen werden; Systeme, welche sich in Zusammenhang mit der ärztlichen Berufsausübung erläutern lassen. [Siehe Abb. 1].

Solche Systeme, sofern sie die nötige theoretische Basis einer ethisch-humanistischen Ausbildung erklären, erläutern gleichzeitig thematische Verknüpfungen mit anderen Achsen des Studiums und verbinden diese mit Hilfe paradigmatischen Fallbeschreibungen, die während der Semester präsentiert bzw. diskutiert werden. [vgl. auch Abb. 2]. Einer der großen Vorteile dieser hier vorgeschlagenen Struktur ist, wie schon erwähnt, dass sie sowohl auf ein Fachgebiet wie der Bioethik innerhalb eines festgelegten Semesters, als auch auf alle Semester des Studiums ausgeweitet und angewendet werden kann [Siehe Abb. 1-A, Abb. 1-B, Abb. 1-C]. Diese Vorgehensweise trägt zur Annäherung an das Transversalitätsideal und der Fragmentationsreduzierung des Studiums bei, welche bei Versuchen, Ärzten das Anliegen gegenwärtiger demokratischer Gesellschaften näher zu bringen, willkommen sind. Ob und inwiefern die Ausbildungsinstitutionen der Medizin durch gelenkte Interventionen in die allgemeine Ausbildung von Ärzten eingreifen sollen, lässt sich natürlich auch überlegen.

Die präsentierte Struktur ist von theoretischen Voraussetzungen ausgegangen, die hier nicht detailliert gehören. Trotzdem machen sich die Basen, die für dessen Erstellung verwendet werden, durch folgende zu Hilfe genommen Anhaltspunkte sichtbar:

(1) *Die aktuelle Forderung, die an die Medizinerausbildung gemacht wird.* [21] [22]. Dies scheint ein Weltphänomen zu sein und wird je nach dem Land durch Bundesrat, Bundesgesundheitsministerium, Erziehungsministerium oder andere zuständige Instanzen eingeleiteten. Es werden allgemein Kriterien festgelegte, die sich in Lehrprogrammen, Lehrplanungen und im Aufbau des neuen Curriculums ausdrücken. [2] [5] [9] [21].

(2) *Der Paradigmawechsel der Bedeutung ein „Arzt zu sein" in der gegenwärtigen Gesellschaft.* Es ist unbestritten, dass die soziale Rolle von Ärzte und Gesundheitspersonal eine Transitionsphase durchgehen und weitere hinterfragt werden. [1] [11] [6].

(3) *Die Institutionalisierung der Bioethik als Resultat mehrerer gesellschaftlicher demokratischen Konsense.* Diese drückt zugleich die Anerkennung der Komplexität und Korrelationen zwischen Systemen aus, welche für das Fach Bioethik und für die ethisch-humanistische Achse insgesamt wahrgenommen werden muss. [12] [7].

(4) *Das weltweit in Frage gestellte ärztliche Handeln,* welches an Veränderungserwartungen angekoppelt wird. „Das ärztliche Handeln" ist das entscheidende Element allen ärztlichen Tuns, und dessen moralische Bewertung [20] [4]. Es wird daher zum Ausgangspunkt der Definition und Bedeutung der Medizinstudiumsinhalte, welche Verarbeitung sich im Studium empfehlen lassen.

BIOETHIK TRANVERSAL ZUM MEDIZINSTUDIUM				
Systeme des Menschenwesen	Einführungs-Seminar Verarbeitet im Hinblick auf den Paradigmawechsel der Bedeutung „Arzt zu sein" in gegenwärtigen Gesellschaften	**Bioethik vs. Achse 1:** Primärversorgung	**Bioethik vs. Achse 2:** handwerkliche Know-how (technische Geschicke von Ärzte)	**Bioethik vs. Achse 3:** Ethisch-humanistische Achse
VERARBEITUNG				
	B1	**B2**	**B3**	**B4**
Biologisches Wesen BW	Einführungs-Seminar BW	Fallbeschreibung Diskussion	Fallbeschreibung Diskussion	Interdisziplinäres Debatte
Psychosoziales Wesen PW	Einführungs-Seminar PW	Fallbeschreibung Diskussion	Fallbeschreibung Diskussion	Interdisziplinäres Debatte
Politisch-ökonomisches Wesen (PöW)	Einführungs-Seminar PöW	Fallbeschreibung Diskussion	Fallbeschreibung Diskussion	Interdisziplinäres Debatte
Ethisch-kulturelles Wesen (EkW)	Einführungs-Seminar EkW	Fallbeschreibung Diskussion	Fallbeschreibung Diskussion	Interdisziplinäres Debatte
AUTO-EVALUIERUNG				

Abb. 1: Das Fach Bioethik Transversal durch das Studium der Medizin: Diese vier Blöcke (B1… B4) oder Unterrichtseinheiten werden jeden Semester mit anderen Fächern geteilt und in eine inhaltliche Zusammenarbeit gebracht.

Der Unterricht der Bioethik wird, nach hier vorgeschlagener Struktur in vier Blöcke aufgeteilt. Der erste Block entspricht hier einem Einführungsseminar, dem zwei weitere Blöcke mit paradigmatischen Fallbeschreibungen folgen. Die Fälle werden so konstruiert, dass die Unterrichtsziele jedes Themas verarbeitet werden können. Zuletzt folgt der vierte Block, der von interdisziplinären Debatten gekennzeichnet ist, und nach Möglichkeit mit der Teilnahme eingeladener Gäste aus anderen Fachbereichen bereichert werden kann. Unter der Bezeichnung „Block" wird hier eine Unterrichtseinheit bzw. Modul verstanden, worin die kriteriumsvolle Verteilung der Unterrichtsstunden unternommen wird. Die Verteilung der Unterrichtsstunden wird selbstverständlich unter Konsens verschiedener Entscheidungsebenen erfolgen, vor allem weil es eine interdisziplinäre bzw. interfakultäre Zusammenarbeit vorgesehen ist.

Allein die hier vorgeschlagene Struktur sagt schon aus, dass die problembezogene Methodologie ein wichtiges Unterrichtsinstrument ist, die zur Mithilfe beim kritischen Reflektieren über die ärztliche Berufsausbildung bzw. des Agieren des Arztes ausgewählt wird, so dass es sich mit dem Wissensaufbau interagiert und aus dem Lernenden ein kritisch, reflektierendes Subjekt macht; ein Subjekt, das aktive im Lernprozess ist [8] [13] [17] [18]. Was den Evaluierungsprozess betrifft, wird dieser je nach Möglichkeit durch die Flexibilisierung traditioneller Methoden vorgenommen, so dass eine dauernde und systematische Evaluierung der Produkten, welche aus Unterrichtsphasen entsprechenden Aufgaben erfolgen sollen. D.h., es handelt sich um problemorientierten fallbezogenen Unterricht mit gleichzeitiger Berücksichtigung verschiedener Systeme, die sich auf das ärztliche Handeln und den Handlungsbewertungen inferieren lassen.

Für die Postgraduierten kann der Unterricht dasselbe Format haben, das für die Graduation vorgeschlagen worden ist, nur mit höherem Komplexitätsgrad und diversifiziertem Themenbereich je nach Notwendigkeiten oder ärztlichem Tätigkeitsbereich bzw. Fächer.

Zusammenfassende Schlussfolgerungen

Hiermit wird eine neue Struktur fürs Aufbau des Medizinstudiums vorgeschlagen. Dieser Struktur entspricht das Skelett, das für die Verteilung der Studieninhalte der Bioethik als Fach quer durchs Studium dienen kann. Mit einer problemorientierten, fallbezogenen Unterrichtsmethodologie, werden gleichzeitig verschiedene Systeme berücksichtigt, welche sich auf das ärztliche Handeln und den Handlungsbewertungen inferieren lassen. Ein interdisziplinäres bzw. interfakultäres Ausbildungsformat ist vorgesehen und verhilft den vielfältig gegenseitigen System-Inferenzen im ärztlichen Handeln explizit werden zu lassen. Die heutige vorgenommene Reform medizinischer Ausbildung kann sowohl eine angemessener Antwort gegenwärtiger Gesellschaftsanregungen mit sich bringen, als auch eine größere staatliche Intervention in der sozialen Rolle von zukünftigen Ärzten beinhalten. Ob und inwiefern die Ausbildungsinstitutionen der Medizin durch gelenkte Interventionen in die allgemeine Ausbildung von Ärzten eingreifen sollen, ist natürlich auch überlegenswert. Dennoch, angesichts der wachsenden Ansprüche an die soziale Rolle von Ärzten, den neben ausgezeichnete technische Kompetenz auch die Ganzheitsmedizin ein Muss bedeutet, wäre die hier vorgeschlagene Struktur nichts anders als die Vorbereitung der Ärzte zukünftiger Generationen. Dient der Mensch das Wesen ärztlichem Beruf, so ist das Menschenbild die Silhouette der Medizinausbildung. So betrachtet, bringt diese hier vorgeschlagene Struktur zum Aufbau des Medizinstudiums auch zum Ausdruck das, was die gegenwärtigen Gesellschaften schon lang hinweisen, dass das Menschenbild im wandeln ist. Daher ist die Reform des Medizinstudiums kein noch zu abwägen Frage. Vielmehr ist sie die Feststellung, dass in lauf der Geschichte die Ärzte das Menschenbild mit gestaltet haben.

Abb. 1: Die Vorgeschlagene Struktur bietet mehreren Möglichkeiten zur Verteilung von Studieninhalte

Abb. 1-A. S1 bis S4 (1° bis 4° Semester)

BIOETHIK TRANSVERSAL ZUM MEDIZINSTUDIUM				
Systeme des Menschenwesen	Einführungs-Seminar Verarbeitet im Hinblick auf den Paradigmawechsel der Bedeutung „Arzt zu sein" in der gegenwärtigen Gesellschaft;	**Bioethik vs. Achse 1:** Primärversorgung	**Bioethik vs. Achse 2:** handwerkliche Know-how (technische Geschicke von Ärzte)	**Bioethik vs. Achse 3:** Ethisch-humanistische Achse
VERARBEITUNG				
	B1	**B2**	**B3**	**B4**
Biologisches Wesen **S1 – BW**	Einführungs-Seminar BW	Fallbeschreibung Diskussion	Fallbeschreibung Diskussion	Interdisziplinäres Debatte
Psychosoziales Wesen **S2 –PW**	Einführungs-Seminar PW	Fallbeschreibung Diskussion	Fallbeschreibung Diskussion	Interdisziplinäres Debatte
Politisch-ökonomisches Wesen **S3 – PöW**	Einführungs-Seminar PöW	Fallbeschreibung Diskussion	Fallbeschreibung Diskussion	Interdisziplinäres Debatte
Ethisch-kulturelles Wesen – S4 EkW	Einführungs-Seminar EkW	Fallbeschreibung Diskussion	Fallbeschreibung Diskussion	Interdisziplinäres Debatte
AUTO-EVALUIERUNG				

Abb. 1-A: Das Fach Bioethik Transversal durch das Studium der Medizin: Diese vier Blöcke (B1… B4) oder Unterrichtseinheiten werden jeden Semester mit anderen Fächern geteilt in eine inhaltliche Zusammenarbeit gebracht.

Abb. 1-B. S5-S8 (5° bis 8° Semester)

	B1	**B2**	**B3**	**B4**
S5 – angewandte **Ethik**	Einführungs-Seminar	Fallbeschreibung Diskussion	Fallbeschreibung Diskussion	Interdisziplinäres Debatte
S6 – angewandte **Ethik**	Einführungs-Seminar	Fallbeschreibung Diskussion	Fallbeschreibung Diskussion	Interdisziplinäres Debatte
S7 – angewandte **Ethik**	Einführungs-Seminar	Fallbeschreibung Diskussion	Fallbeschreibung Diskussion	Interdisziplinäres Debatte
S8 – angewandte **Ethik**	Einführungs-Seminar	Fallbeschreibung Diskussion	Fallbeschreibung Diskussion	Interdisziplinäres Debatte
AUTO-EVALUIERUNG				

Von S5 bis S8 wird vorwiegenden Fällen aus den jeweiligen Disziplinen der klinische Studienabschnitt des Medizinstudiums verarbeitet, wie z.B. Orthopädie, Neurologie usw.

Abb. 1-C. S9-S12 (9° bis 12° Semester)

	B1	B2	B3	B4
S9 – Ethisch-humanistische Kompetenz	Einführungs-Seminar	Fallbeschreibung Diskussion	Fallbeschreibung Diskussion	Interdisziplinäres Debatte
S10 – Ethisch-humanistische Kompetenz	Einführungs-Seminar	Fallbeschreibung Diskussion	Fallbeschreibung Diskussion	Interdisziplinäres Debatte
S11 – Ethisch-humanistische Kompetenz	Einführungs-Seminar	Fallbeschreibung Diskussion	Fallbeschreibung Diskussion	Interdisziplinäres Debatte
S12 – Ethisch-humanistische Kompetenz	Einführungs-Seminar	Fallbeschreibung Diskussion	Fallbeschreibung Diskussion	Interdisziplinäres Debatte
AUTO-EVALUIERUNG				

Ab S9 (bis S12) werden die Fällen und die Debatten von den Studenten selbst organisiert und präsentiert, unter Betreuung der Dozenten.

Abb. 2: Ethisch-humanistische Achse des Medizinstudiums

Ethisch-humanistische Achse (EhA)			
Semester	EhA X Primärversorgung	EhA X Handwerkliche Know-how	EhA X EhA
Fakten und Phänomene	Sein - Beschreiben	Tun – Handeln – Intervenieren	Reflektieren – Analisieren

	Semester											
	1°	2°	3°	4°	5°	6°	7°	8°	9°	10°	11°	12°
Einführungsseminar												
Block1												
Block 2												
Block 3												
Unterrichtstunden Total												

Einer der großen Vorteile dieser hier vorgeschlagenen Struktur ist, wie schon erwähnt, dass sie sowohl auf ein Fachgebiet wie der Bioethik innerhalb eines festgelegten Semesters, als auch auf alle Semester des Studiums ausgeweitet und angewendet werden kann

Literatur

1. ANSCHÜTZ, Felix. Ärztliches Handeln. Wissenschaftliche Buchgesellschaft: Darmstadt, 1987

2. ASSOCIAÇÃO BRASILEIRA DE EDUCAÇÃO MÉDICA. Abrufbar unter: http://www.abem-educmed.org.br. (Stand Mai 2009).

3. BORDAGE, G. The curriculum: overloaded and too general? Medical Education. 21 (1987), 183-8

4. DÖRNER, K. Der gute Arzt. Lehrbuch der ärztlichen Grundhaltung. Schattauer Verlag: Stuttgart, New York, 2001

5. GENERAL MEDICAL COUNCIL. Tomorrow's doctors: Recommendation for Undergraduate Medical Education. London, GMC, 1993. Abrufbar unter: http://www.gmc-uk.org/education/undergraduate/GMC_tomorrows_doctors.pdf. (Stand 11/05/09)

6. GORDON, Richard. A assustadora história da medicina. Tradução de Aulyde Soares Rodrigues. 4ª ed. reform. Ediouro: São Paulo, 2004. Originaltitel: The Alarming History of Medicine, 1993

7. LORENZ, Paul. Theorie der technischen und politischen Vernunft. Reclam: Stuttgart, 1978

8. NEVILLE, Alan J.: Problem-Based Learning and Medical Education Forty Years On. Med. Princ. Pract. 18 (2009), 1-9

9. PAPA, Frank J.; HARASYM, Peter H.: Medical Curriculum Reform in North America, 1765 to the Present: A Cognitive Science Perspective. Academic Medicine. 74 (1999), 154-64

10. PELLEGRINO, Edmund D. Der Tugendhafte Arzt und der Ethik der Medizin. In: Saas, Hans-Martin (Hrsg.). Medizin und Ethik. Reclam: Stuttgart, 1989, S. 40-68

11. PEREIRA MURR, Leidimar. (2009, November). A inversão do ônus da prova na caracterização do erro médico pela Legislação Brasileira. Zur Veröffentlichung eingereicht.

12. PEREIRA MURR, Leidimar (2008, Oktober). Ethisch-humanistische Achse zum Medizinstudium. Beitrag für die Kommission zur Curriculumsreform des Medizinstudiums. Vortrag bei der medizinischen Fakultät der Bundesuniversität Rio Grande do Norte in Natal-RN, Brasilien

13. REICH, K. (Hg.): Methodenpool, 2003. Abrufbar unter: URL: http://methodenpool.uni-koeln.de (Stand 10/05/2009)

---

14. RICHTER, Eva A.: Reformstudiengänge Medizin: Mehr Praxis, weniger Multiple Choice. Dtsch. Arztebl. 98 (2001): A-2020 / B-1708 / C-1604. Abrufbar unter URL: http://www.aerzteblatt.de/v4/archiv/pdf.asp?id=28194. (Stand 03/05/2009)

15. SAAS, Hans-Martin. Intervention in Verantwortungspartnerschaft mit dem Patienten. Münchner Medizinische Wochenschrift 137 (1995), 134-137

16. SAAS, Hans-Martin; VIEFHUES, Herbert (Hrsg.). Güterabwägung in der Medizin. Ethische und ärztliche Probleme. Springer: Berlin, 1991

17. SHIN, J.H.; HAYNES, R.B.; JOHNSTON, M.E.: Effect of problem-based, self-directed undergraduate education on life-long learning. Can Med Assoc J 148 (1993) 969-976

18. VERNON, D.T.; BLAKE, R.L. Does problem-based learning work? A meta-analysis of evaluative research. Acad. Med. 68 (1993) 550-563

19. VIEFHUES, Herbert. Medizinethische Ethik in einer offenen Gesellschaft. In: Saas, Hans-Martin (Hrsg.). Medizin und Ethik. Reclam: Stuttgart, 1989, S. 17-39

20. WIELAND, Wolfgang. Strukturtypen ärztlichen Handelns. In: Saas, Hans-Martin (Hrsg.). Medizin und Ethik. Reclam: Stuttgart, 1989, S. 69-95

21. WISSENSCHAFTSRAT. Empfehlungen zur Reform der staatlichen Abschlüsse. Saarbrücken, 2002. Abrufbar unter ULR: http://www.wissenschaftsrat.de/texte/5460-02.pdf, (Stand 03/05/09)

22. WOLFF, Hanns P. Arzt und Patient. In: Saas, Hans-Martin (Hrsg.). Medizin und Ethik. Reclam: Stuttgart, 1989, S. 184-211